PETRA HILLEBRAND

FLIEG, KLEINER SCHMETTERLING

GEDANKEN ZUR TRAUER UM EIN KIND

Tyrolia-Verlag · Innsbruck-Wien

Noch ehe du kamst
warteten wir bereits
auf dich

noch ehe du kamst
haben wir dich
schon geliebt

noch ehe du kamst
verloren wir dich
wieder

nichts ist mehr so
wie es früher war

denn bevor du
gegangen bist
hast du uns
verändert

noch ehe du kamst
hast du unser Leben
bereichert

nicht alles davon
haben wir
verloren

die Liebe
zu dir
wird
bleiben

NOCH EHE

Mitglied der Verlagsgruppe „engagement“

Bibliografische Information Der Deutschen Nationalbibliothek
Die Deutsche Nationalbibliothek verzeichnet diese Publikation in der Deutschen Nationalbibliografie; detaillierte bibliografische Daten sind im Internet über http://dnb.d-nb.de abrufbar.

2. Auflage 2011

Fotos: Cover, S. 11 und 29: Sigrid Hofer; S. 19: Andreas Tausch; S. 31: Ina Ligges; S. 33: creativ collection Photo-Service; S. 41: Roswitha Mair; alle übrigen Fotos: Petra Hillebrand
Umschlagentwurf: stadthaus 38, Innsbruck
Layout und digitale Gestaltung: Tyrolia-Verlag
Lithografie: digi-service, Innsbruck
Druck und Bindung: L.E.G.O. (I)
ISBN 978-3-7022-2992-4
E-Mail: buchverlag@tyrolia.at
Internet: www.tyrolia-verlag.at

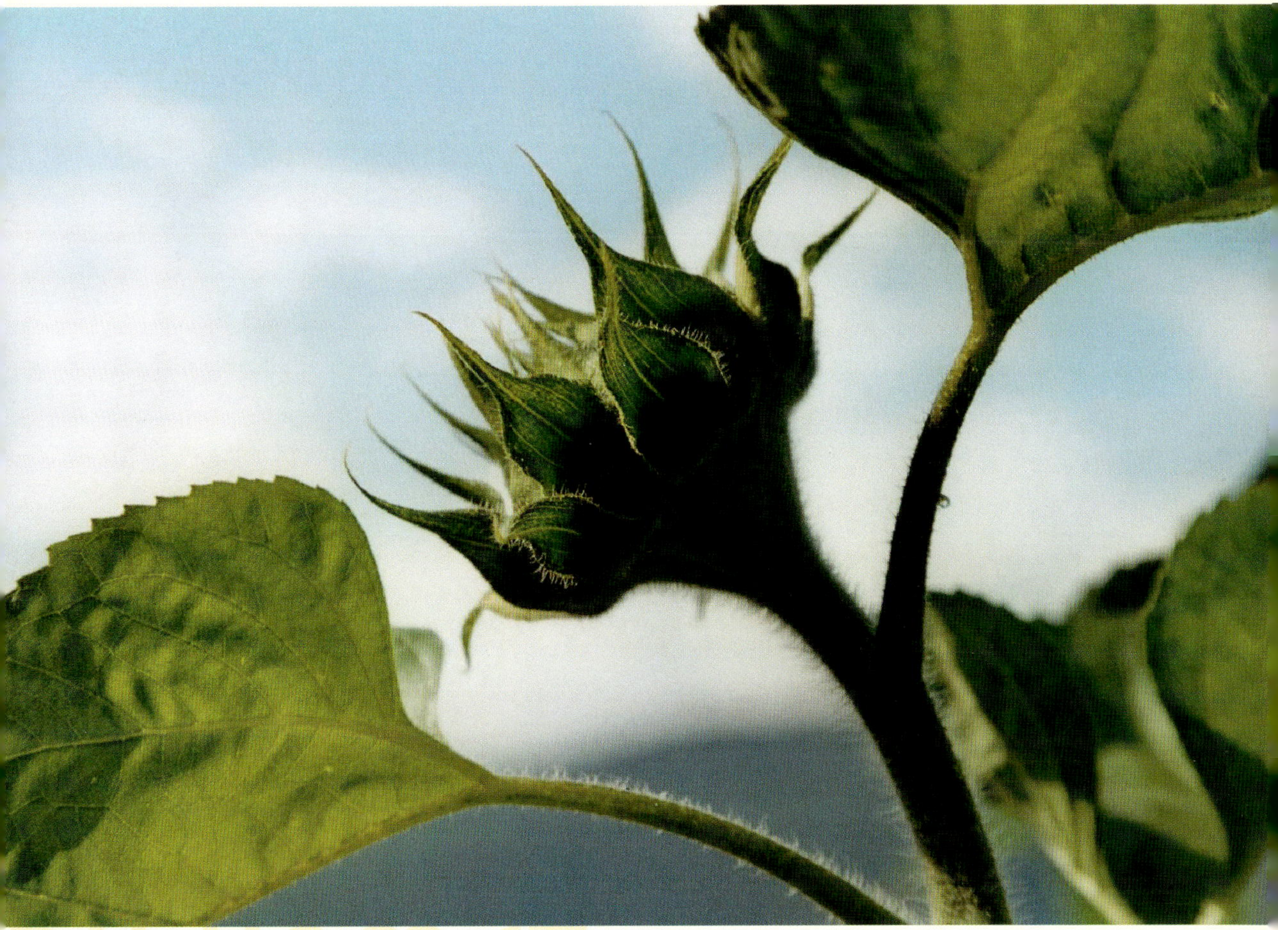

DU KAMST

Haltlos
quillt Leere

durchdringt Räume
in uns
die Wohnung waren

für dich

unser Haus ist
verwaist

Schmerz
nistet sich ein
lässt Verlorenes
spürbar werden

was wir jetzt
brauchen
sind Menschen
weit wie Schalen

die unsere
Haltlosigkeit

aushalten

HALTLOS

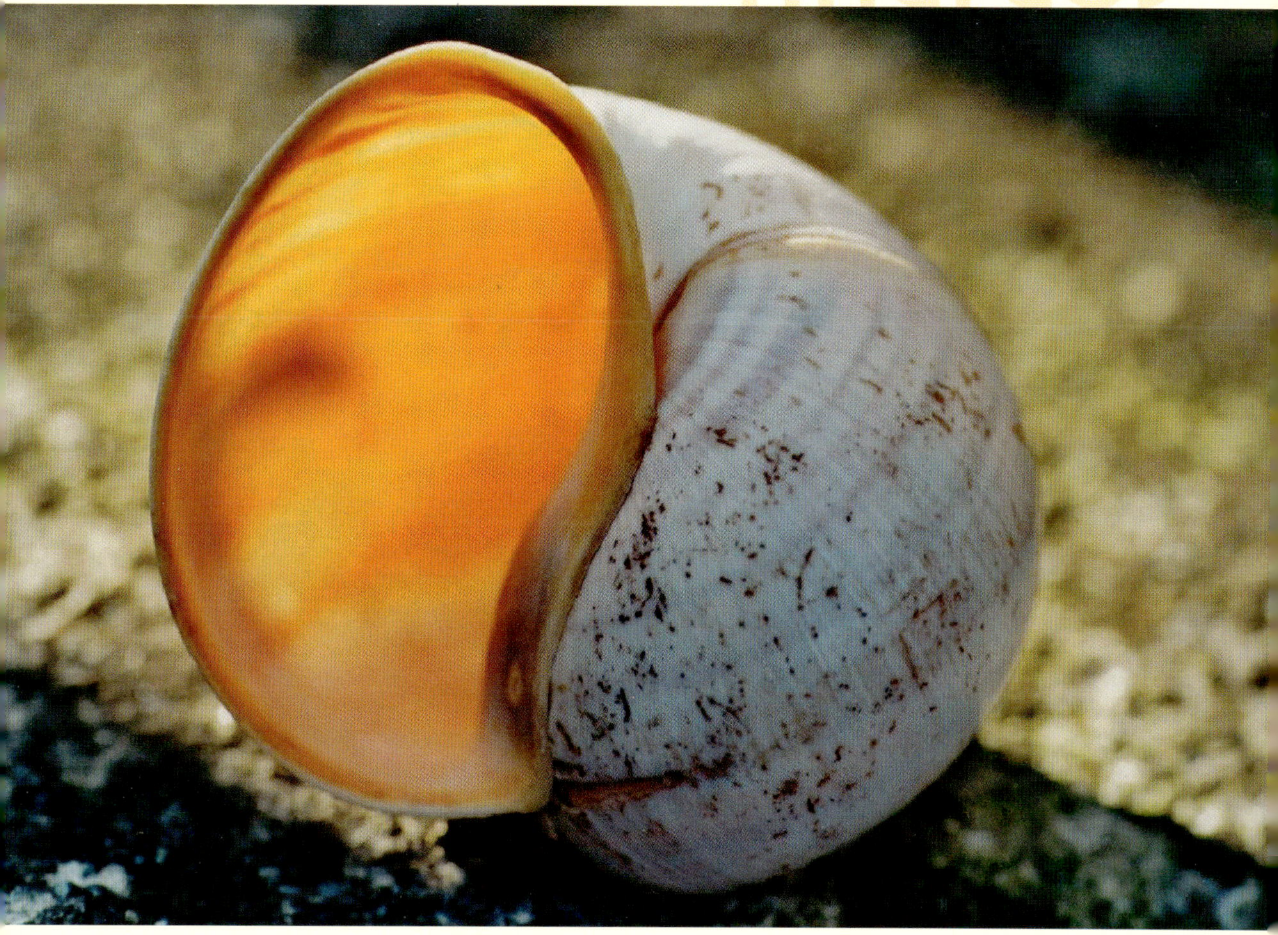

Warum
bliebst du
nur so kurz?

gingst
so früh schon
von uns
fort?

antwortringend
taumeln wir

nach Sinn
in diesem Sein

fragen uns
wo bist du jetzt?

ob du unsre Liebe
spürst?

gibt es je
ein Irgendwann

wo du uns
begegnen wirst?

SO VIELE

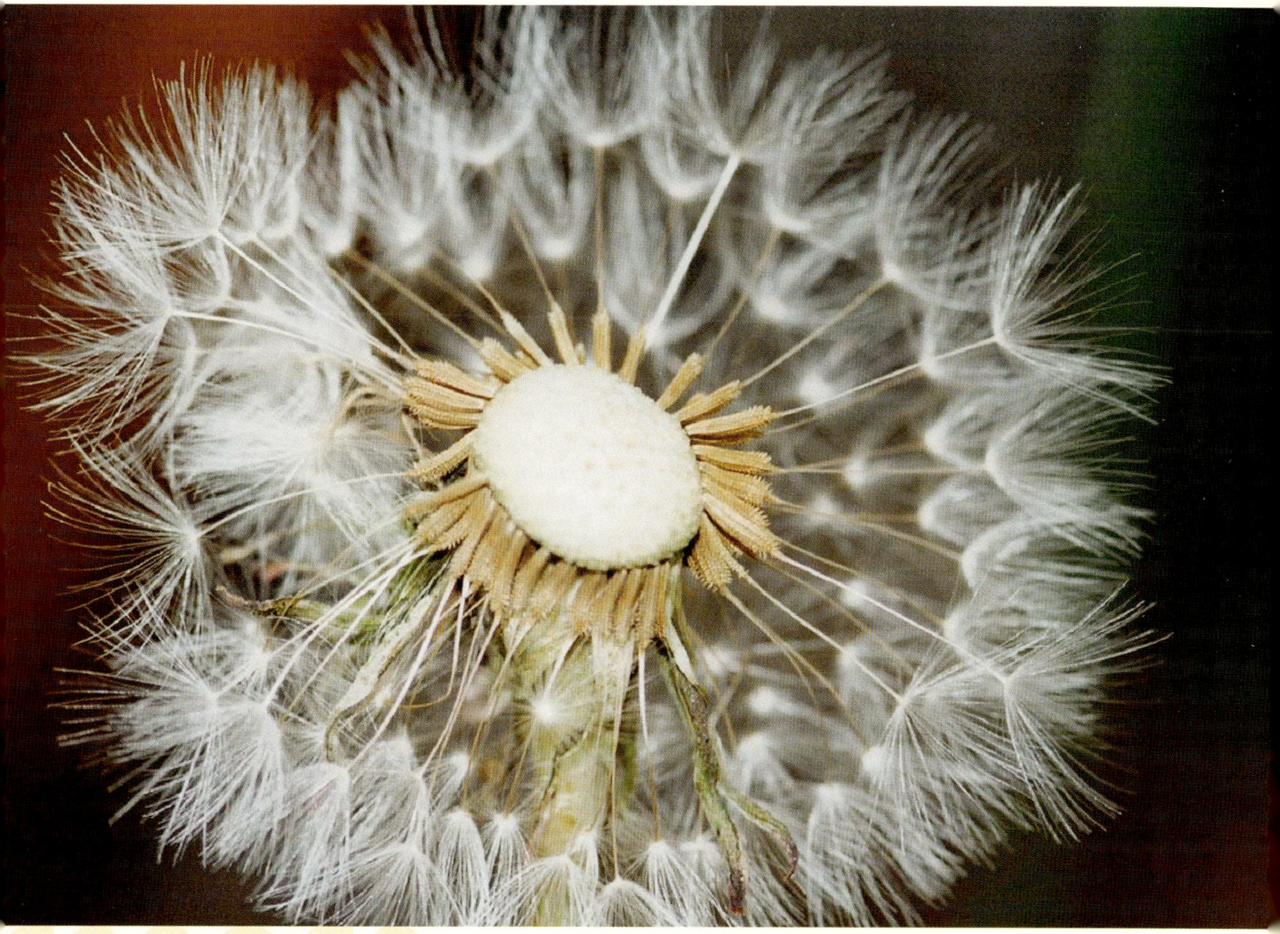

FRAGEN

MEIN KIND

Unendlich zart
habe ich dich gespürt

du warst
wie ein Schmetterling
der in mir
die Flügel ausbreitet

deine Bewegungen
so weich und sacht
haben mich gestreichelt

tief in meinem Inneren
von dir berührt
ist Liebe gewachsen

in mir
mit aller Zärtlichkeit
voller Vorfreude
auf dich

die Sehnsucht nach dir
bricht
mir das Herz

doch
muss ich

dich
loslassen
mein Kind

flieg
kleiner Schmetterling

denn ich kann dich
nicht halten

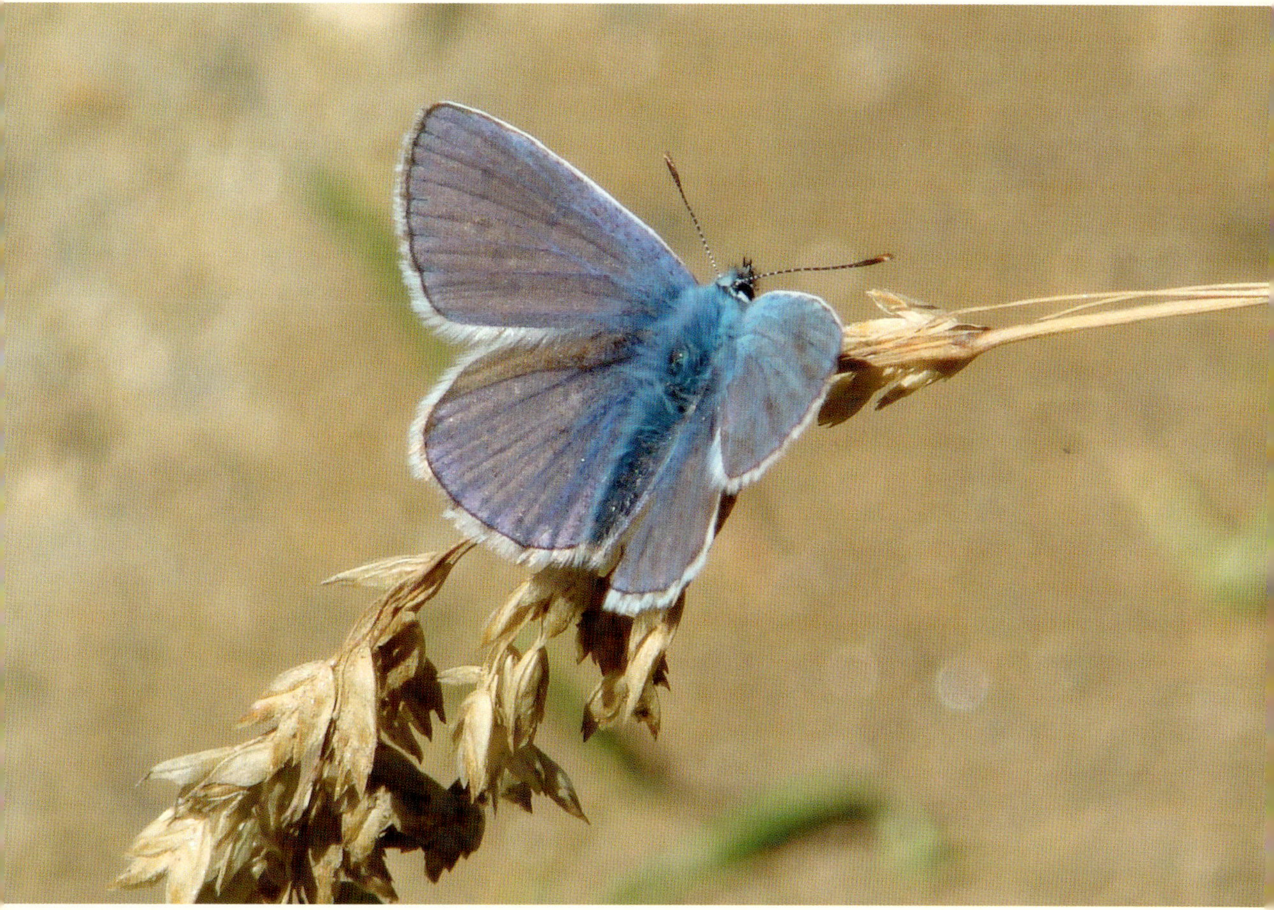

Hier ist ein Ort
wo ich dir
ein Zeichen setze

ein Ort
den ich berühren kann

hier ist ein Ort
der meiner bodenlosen
Trauer
Raum gibt

ein Ort
an dem ich dir
ein Licht entzünde

hier ist ein Ort
zum Innehalten

ein Ort
der Erinnerung

an dich

EIN ORT FÜR DICH

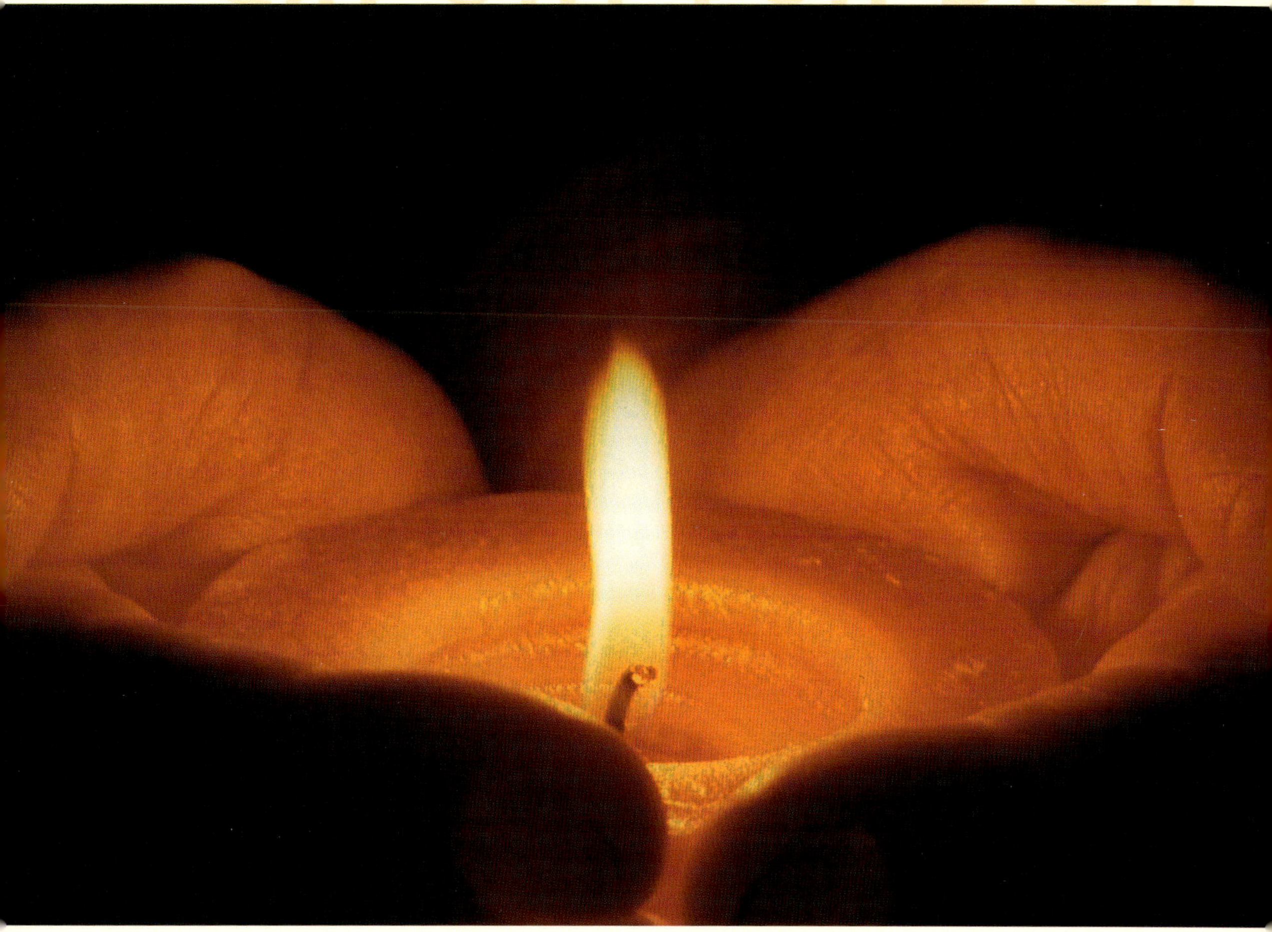

In froher Erwartung
knüpften wir
Zukunftsträume
an Silberfäden

ließen sie schweben
über uns
in lauer Frühlingsbrise

doch Sturm
fegte sie
hinweg

in graues
unbekanntes Land

die Silberfäden
haben ihren Glanz
verloren

als düsteres Netz
halten sie
unsere Träume
gefangen

mit jeder Träne
löst sich ein Silberfaden

und lässt frei
was hätte sein können

damit es
fliegen kann

hoch hinauf

bis ins Blau
des Himmels

SILBERFÄDEN

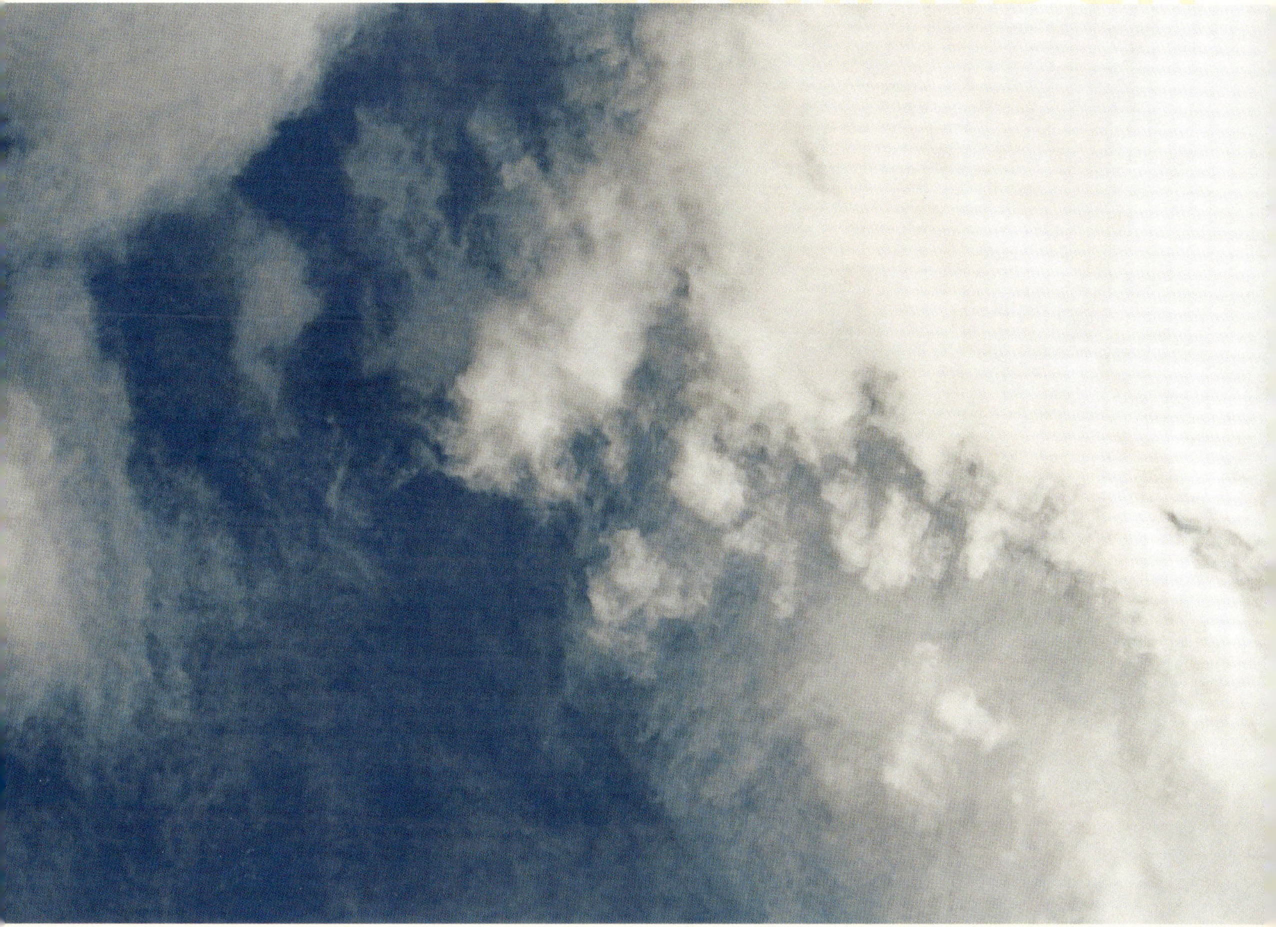

Vor Sehnsucht
geweitet mein Ohr

wie eine offene Wunde

verzehrt sich
sucht
deine Stimme
den Hauch deines Atems
das Pochen
deines kleinen Herzens

doch lärmt
nur die Stille

klagend
dein Lied

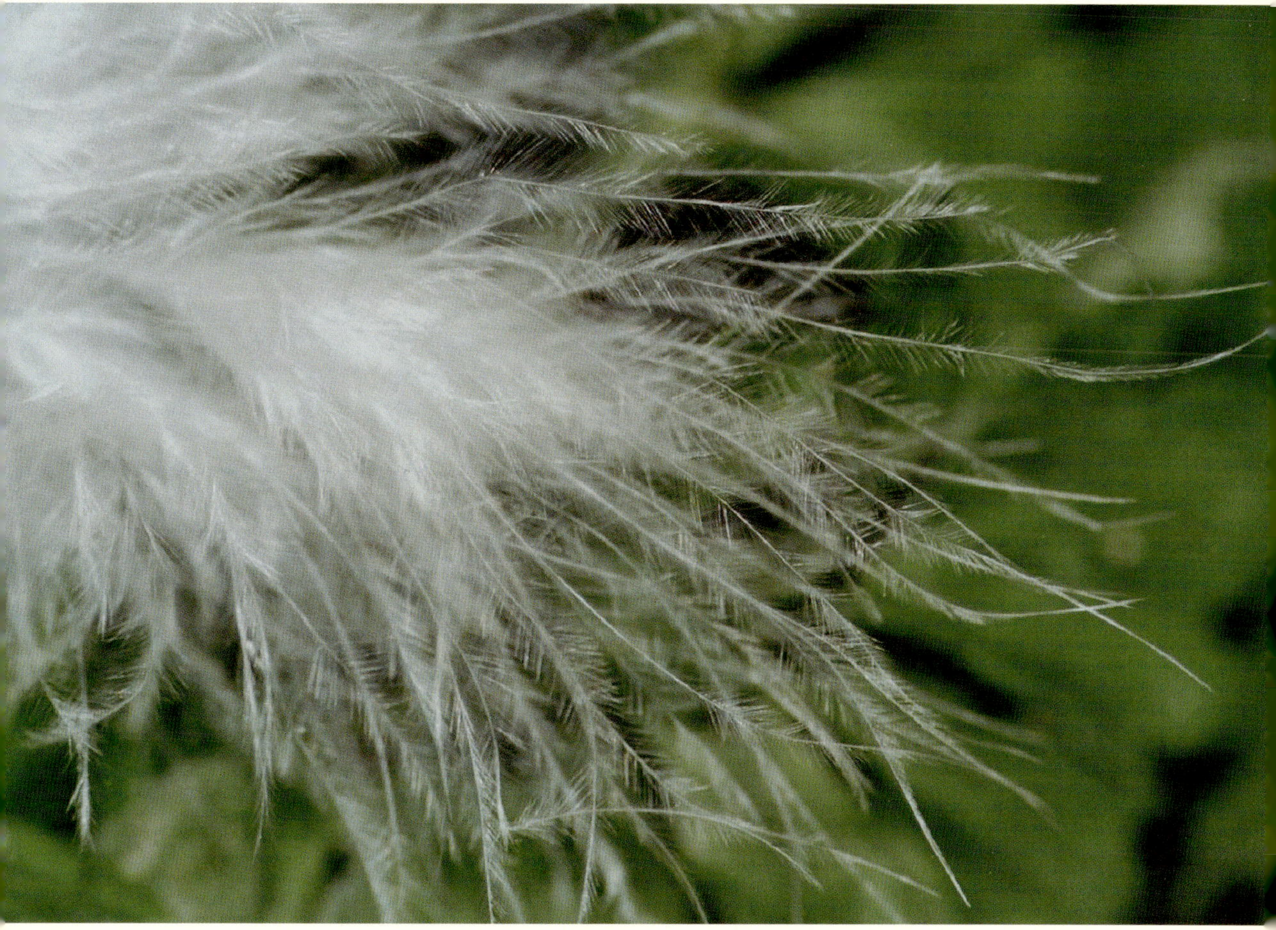

METAMORPHOSE

Erst
wenn der Schmerz
so laut
herausgeschrien

dass die Mauer
der Verbitterung
Risse bekommt

wird sich
im Quell
der Tränen

der blaue Himmel
spiegeln

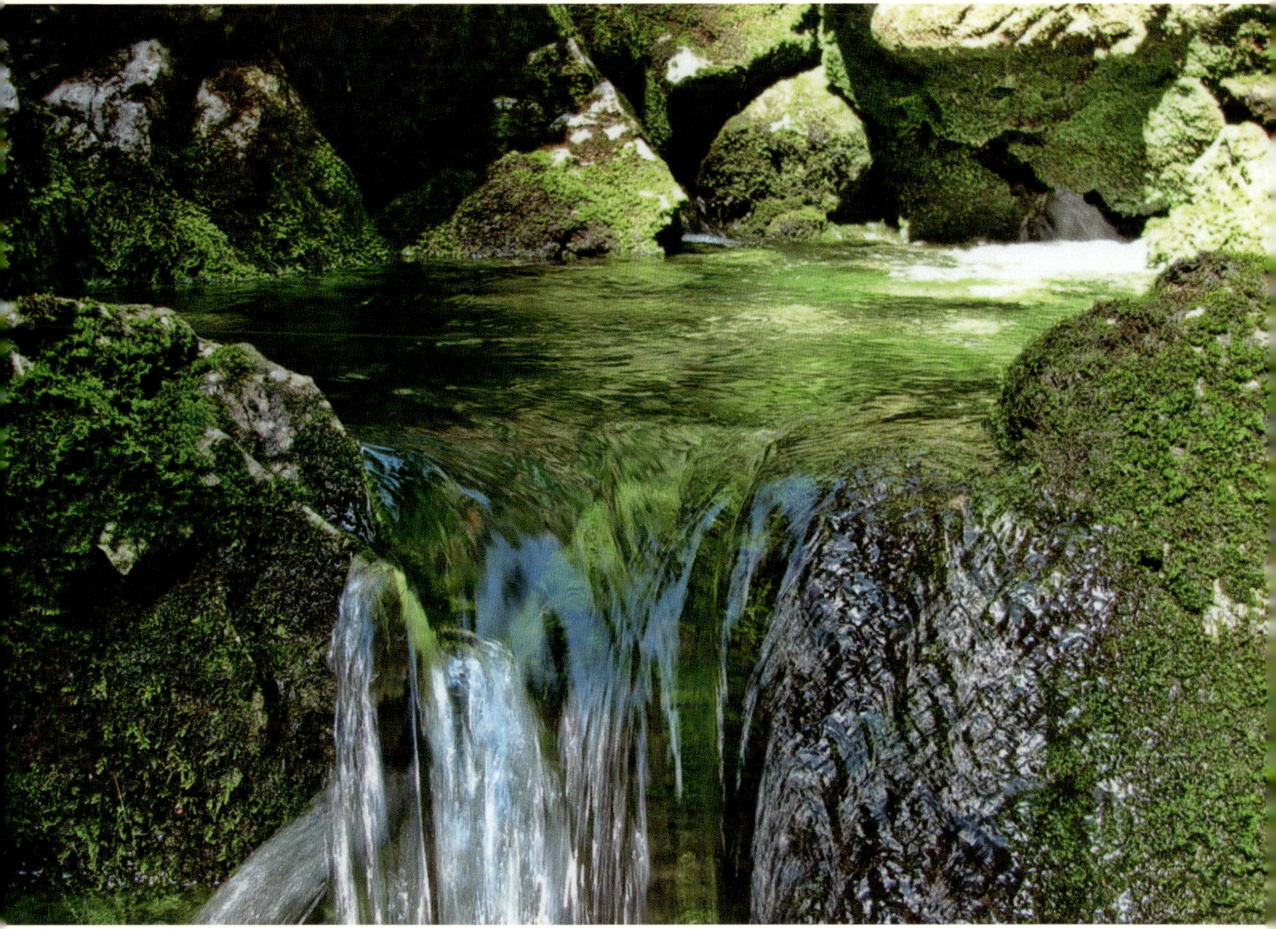

HEILT ZEIT?

Zeit
des Werdens

Zeit der
Freude

Zeit
des Wartens
auf ein Kind

Zeit der Wunder
des Gebärens

Tod
und Ohnmacht

Zeit
steht still

Zeit
der Leere

Zeit
der Trauer

Zeit
des Ringens
mit dem Sein

Zeit
des Heilens

Spur
der Hoffnung

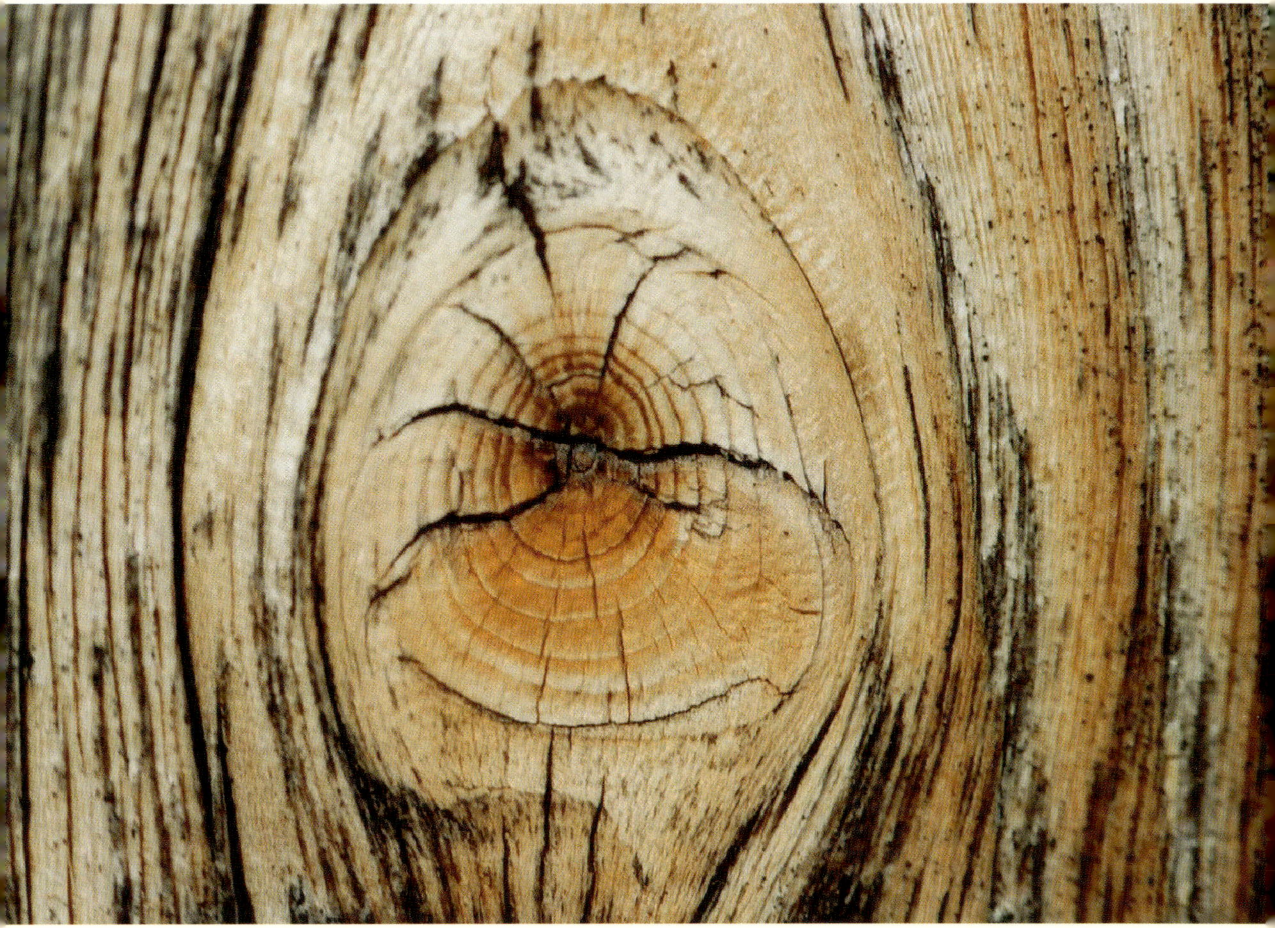

Mit so viel
Sehnsucht
auf dich
gewartet

so viele Räume
für dich
bereitet

so viel Schönes
für dich
erhofft

so viel Werden
im Keim
erloschen

so viel Liebe
nur
für dich

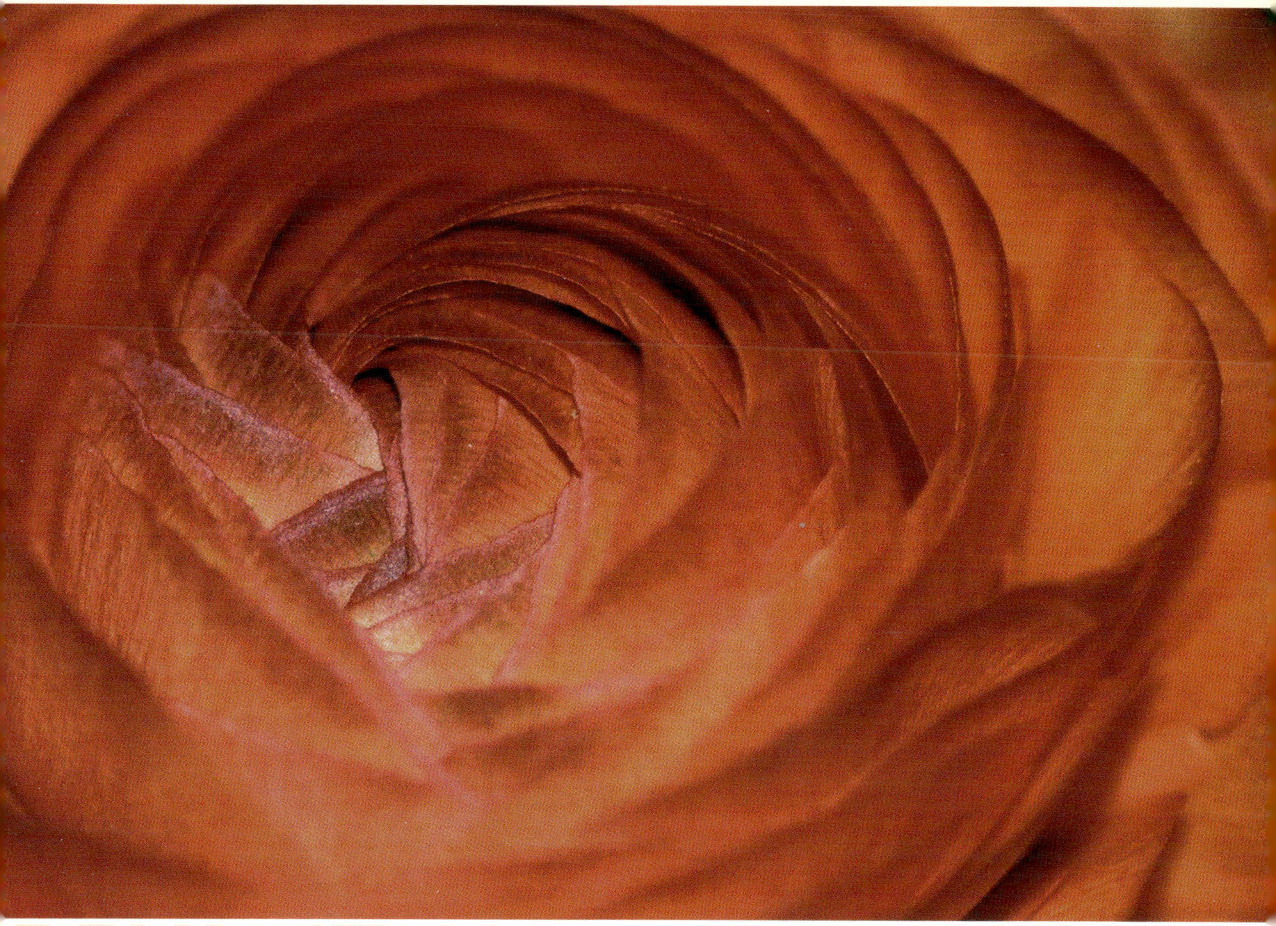

FEHLST UNS

Die Blätter sind längst
gefallen

nackt
greifen die Bäume
ins Leere
und beklagen
die drückende
Einsamkeit

Frühlingsträume
sind im frostigen Schweigen
erstarrt

Zeit
zerrinnt
stromabwärts
lässt Furchen aufbrechen
in mir

eingesperrt
in meinem Trauerkokon
ringe ich

und hoffe
auf Verwandlung

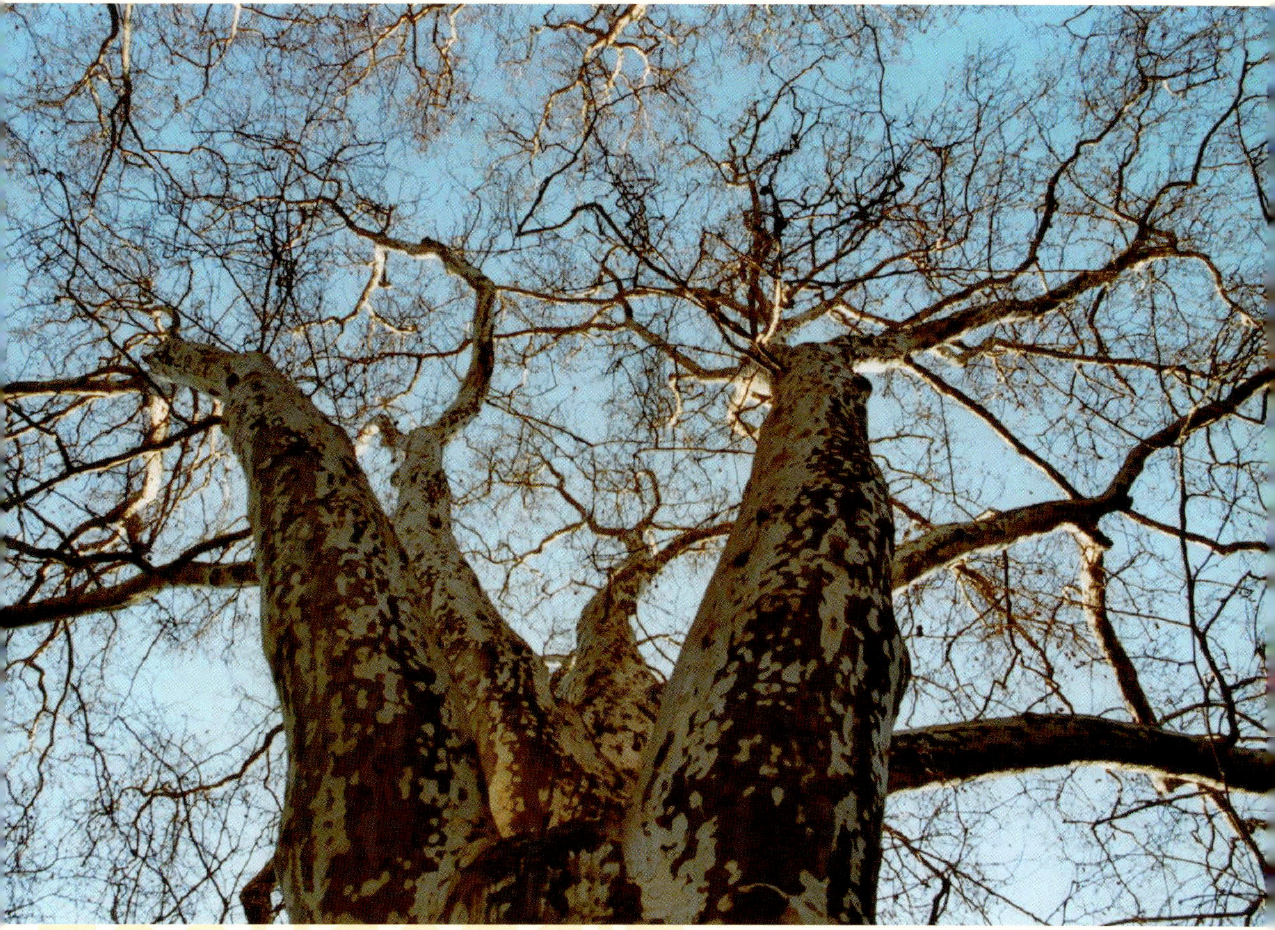

TRAUERZEIT

Zusammen mit dir
in Liebe
verschlungen
wir zeugten ein Kind

die Zukunft
war bunt

zusammen mit dir
das Baby
erwartet
sein Leben gespürt

es war uns
so nah

zusammen mit dir
das Liebste
verloren
wir blieben zurück

als Eltern
verwaist

zusammen mit dir
den Abschied
ertragen
welch schmerzender Weg

für uns zwei
allein

ZUSAMMEN MIT DIR

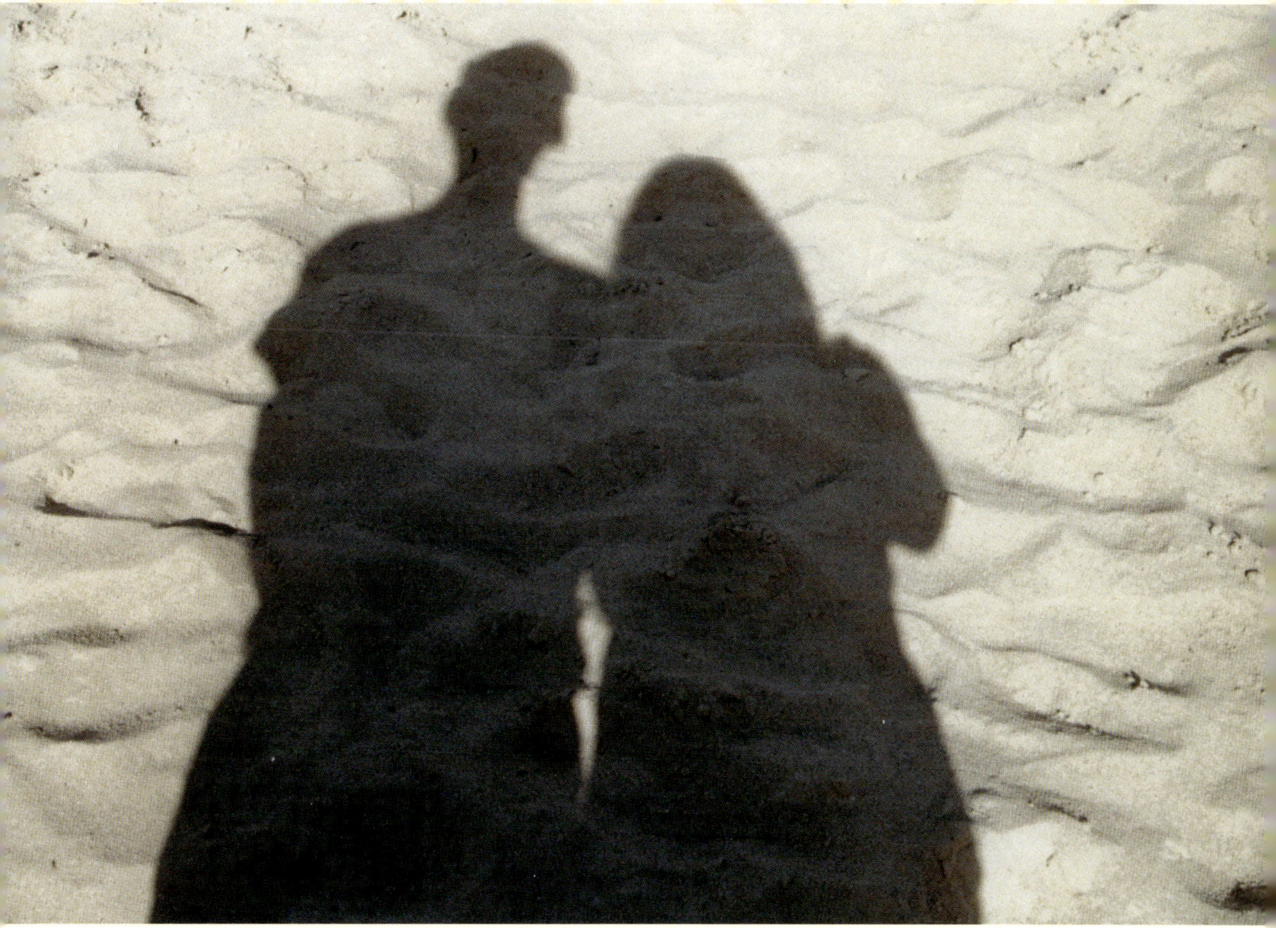

Wie ein Licht
erhellte dein Dasein
unser Leben

es schimmert nach
in den
Sternen

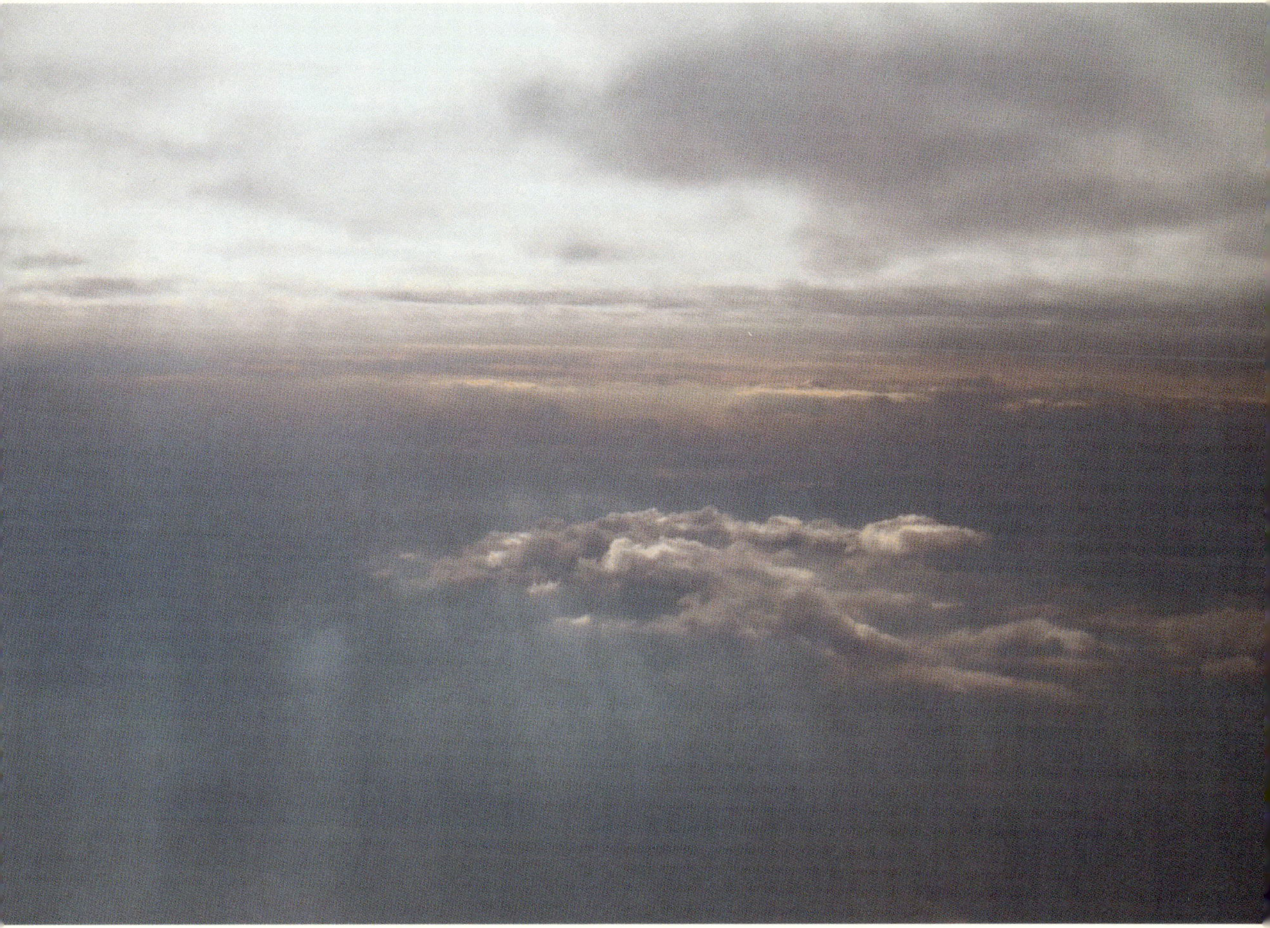

So früh schon
bist du

von uns
gegangen

dein Name
bleibt

gemeißelt in Stein
du warst

geschrieben ins Herz
du bist

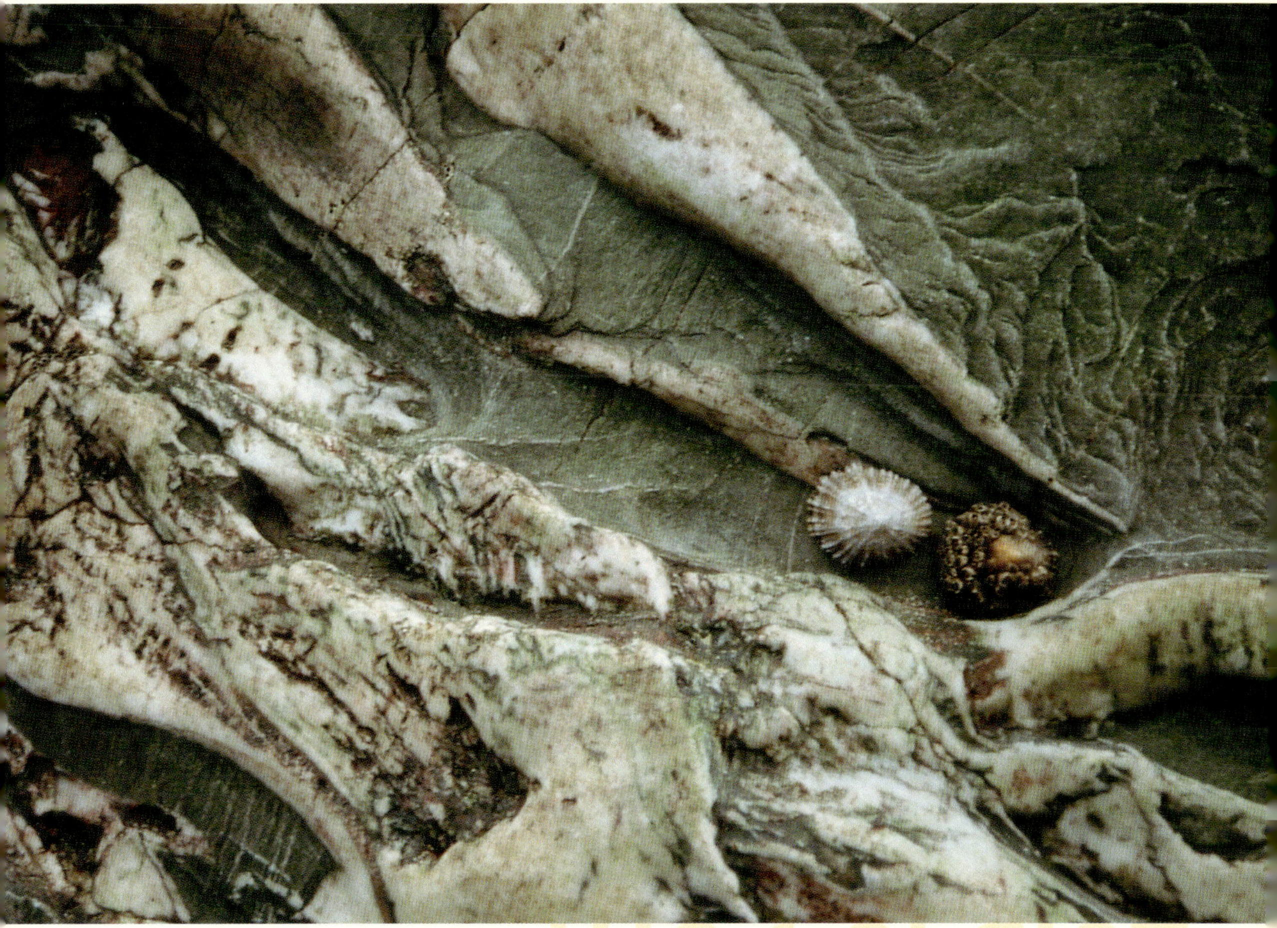

WAS BLEIBT

STURM

In mir tobt
ein Sturm

peitscht Wellen auf
in tiefen Wassern

in mir wuchs
ein Kind
ging fort von mir
mein Boot ist
leer

in mir tobt
ein Sturm

peitscht Wellen auf
in tiefen Wassern

uferlos
treibe ich
durch die Gezeiten

muss durch das Heute
fürchte
das Morgen

in mir tobt
ein Sturm

peitscht Wellen auf
in tiefen Wassern

IN MIR

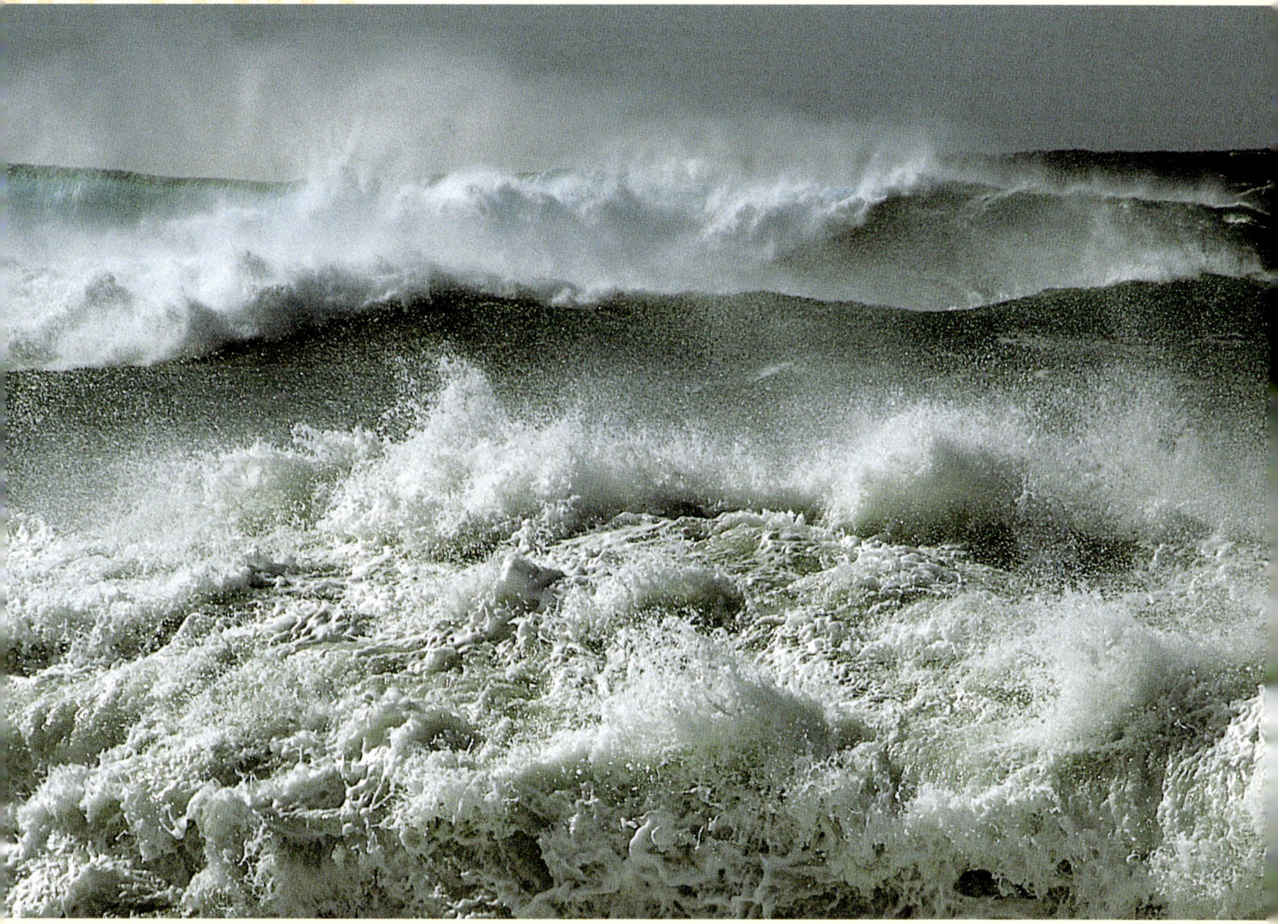

DU, MEIN KIND

Von mir erwartet
von mir getragen
in mir gewachsen
ein kleines Wunder

von mir geboren
und von mir

gegangen

von mir gehalten
in großem Schmerz

von mir begraben
unendlich betrauert

von mir
losgelassen

doch niemals
vergessen

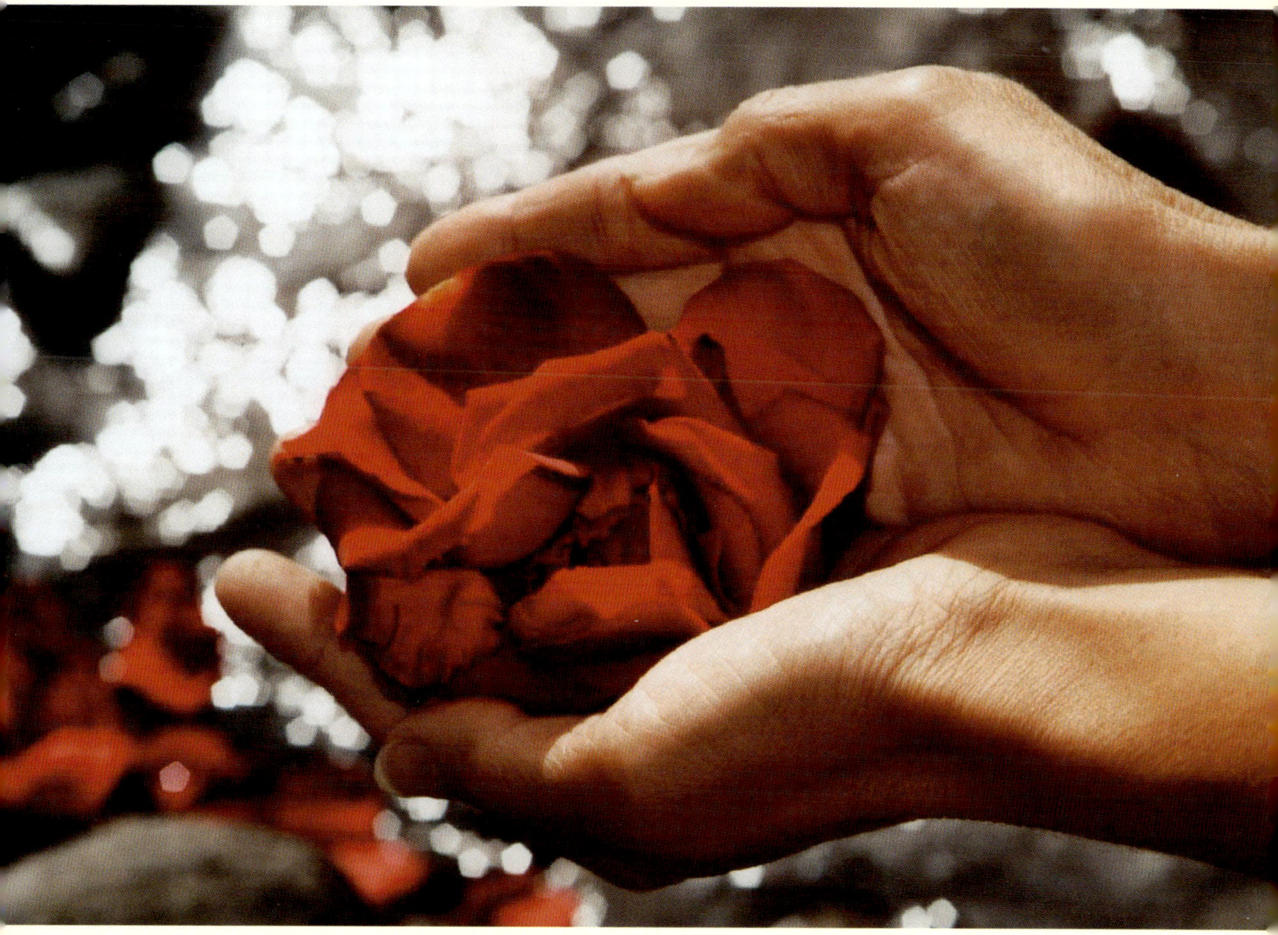

Auch wenn
deine kleinen Füße
die Erde
nie berührten

sind deine
Spuren
trotzdem da

überall

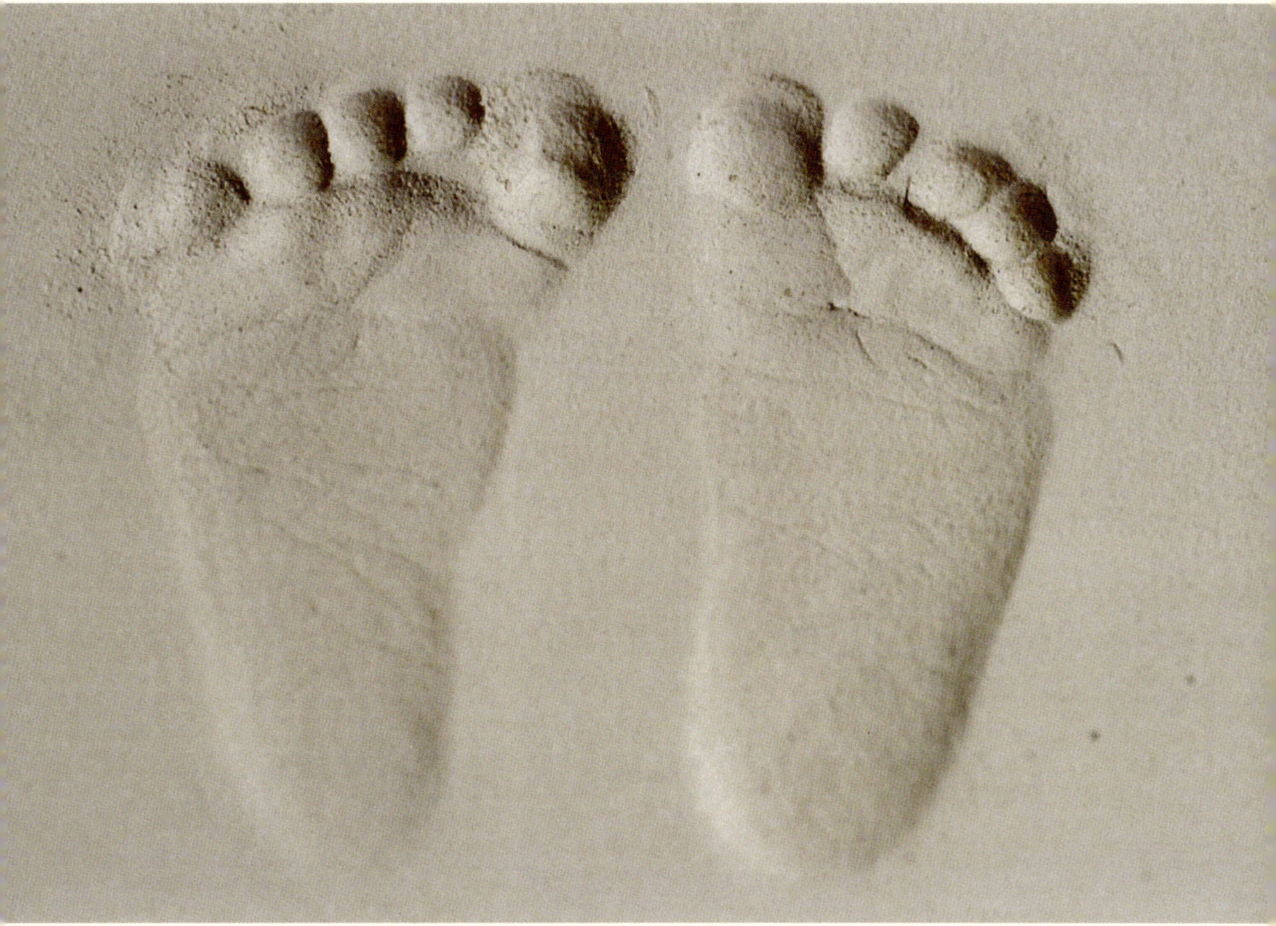

MEINE TRAUER

Manchmal schreie ich
und du schweigst

ich weine
und du starrst ins Leere

ich bin vor Kummer gelähmt
und du arbeitest

ich bräuchte Nähe
und du baust eine Mauer

meine Trauer
ist nicht
deine Trauer

doch fühlen wir
dasselbe

den Schmerz um
unser Kind

— DEINE TRAUER

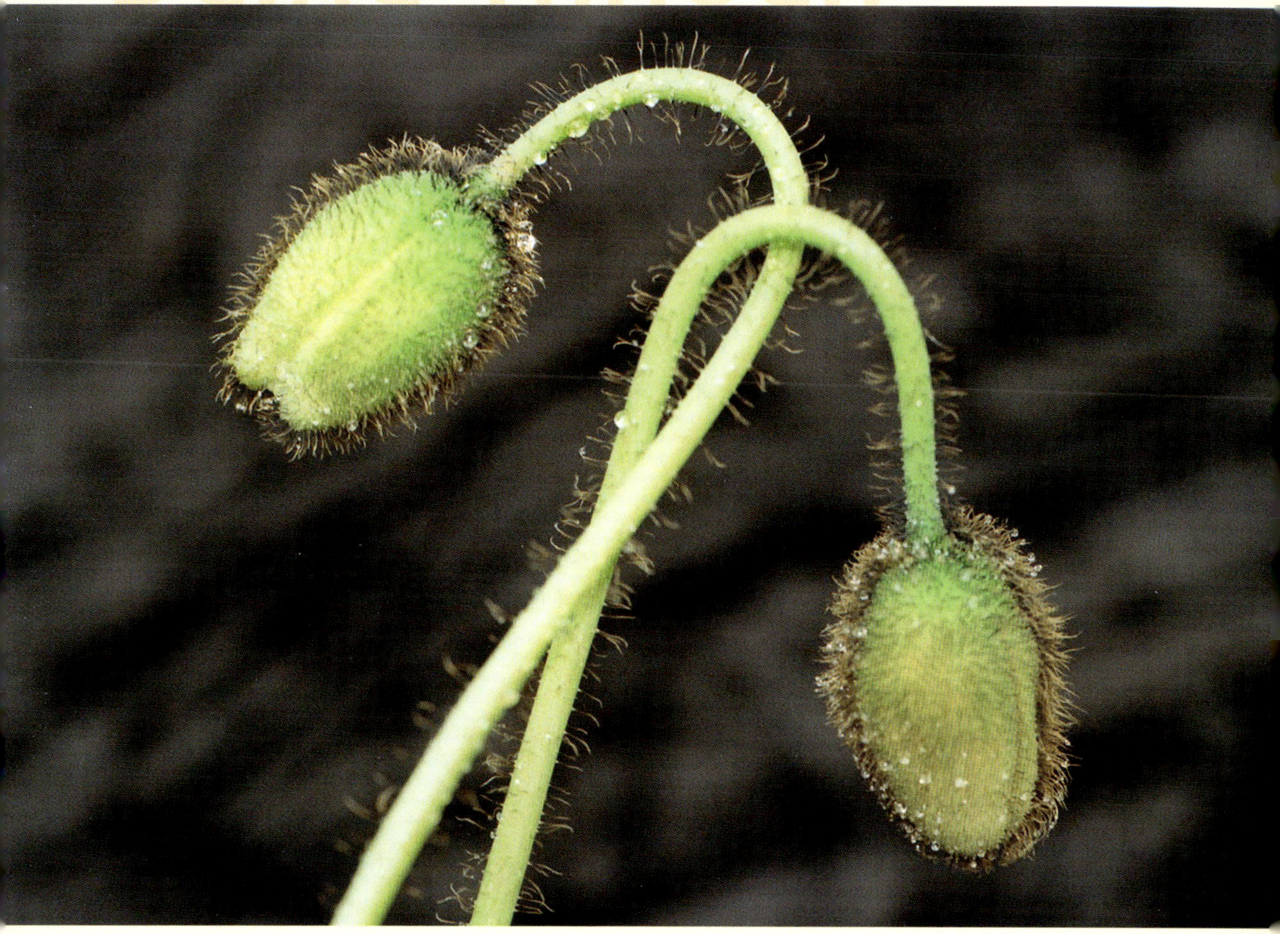

IRGENDWANN VIELLEICHT

Irgendwann vielleicht
können wir daran glauben
dass Knospen
die im Werden
verlöschen
nicht vergebens sind

irgendwann vielleicht
können wir begreifen
dass dein kurzes
Dasein
ausreichte
um ein Leben lang
Teil von uns
zu bleiben

irgendwann vielleicht
können wir verstehen
dass unser aller Atem
nur ein Hauch ist
im Wandel der Zeit

irgendwann vielleicht
können wir erkennen
dass wir alle
Teil
eines Ganzen sind
weit größer
als wir
zu fassen vermögen

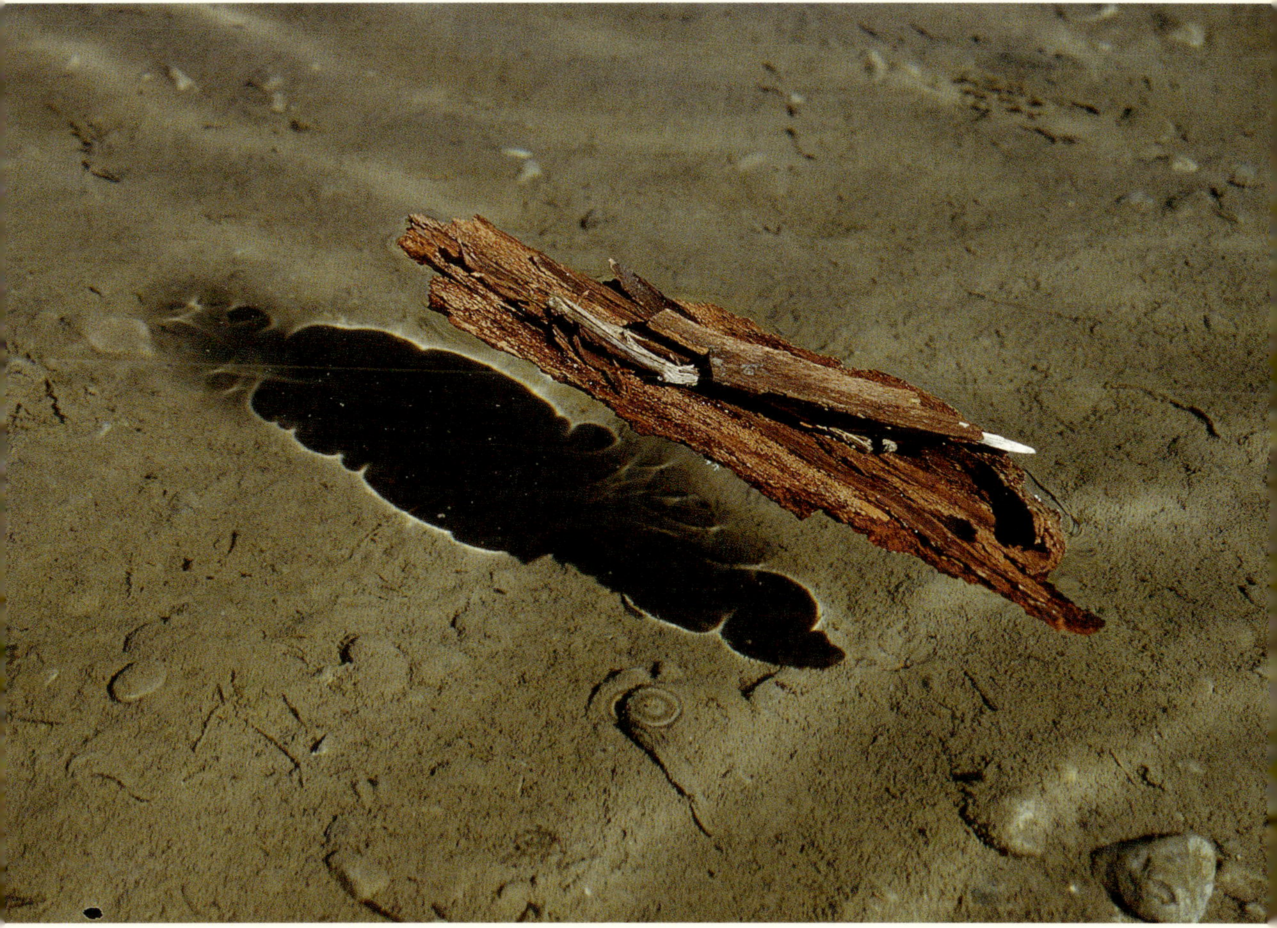

Noch
bohrt der Schmerz

wie ein Stachel
in der Seele

die Zeit
wird ihre Ringe
legen

damit das
was uns jetzt
erdrückt

irgendwann
tragbar
wird

doch Trauer

wird uns
begleiten

denn vermissen
werden wir
dich

immer

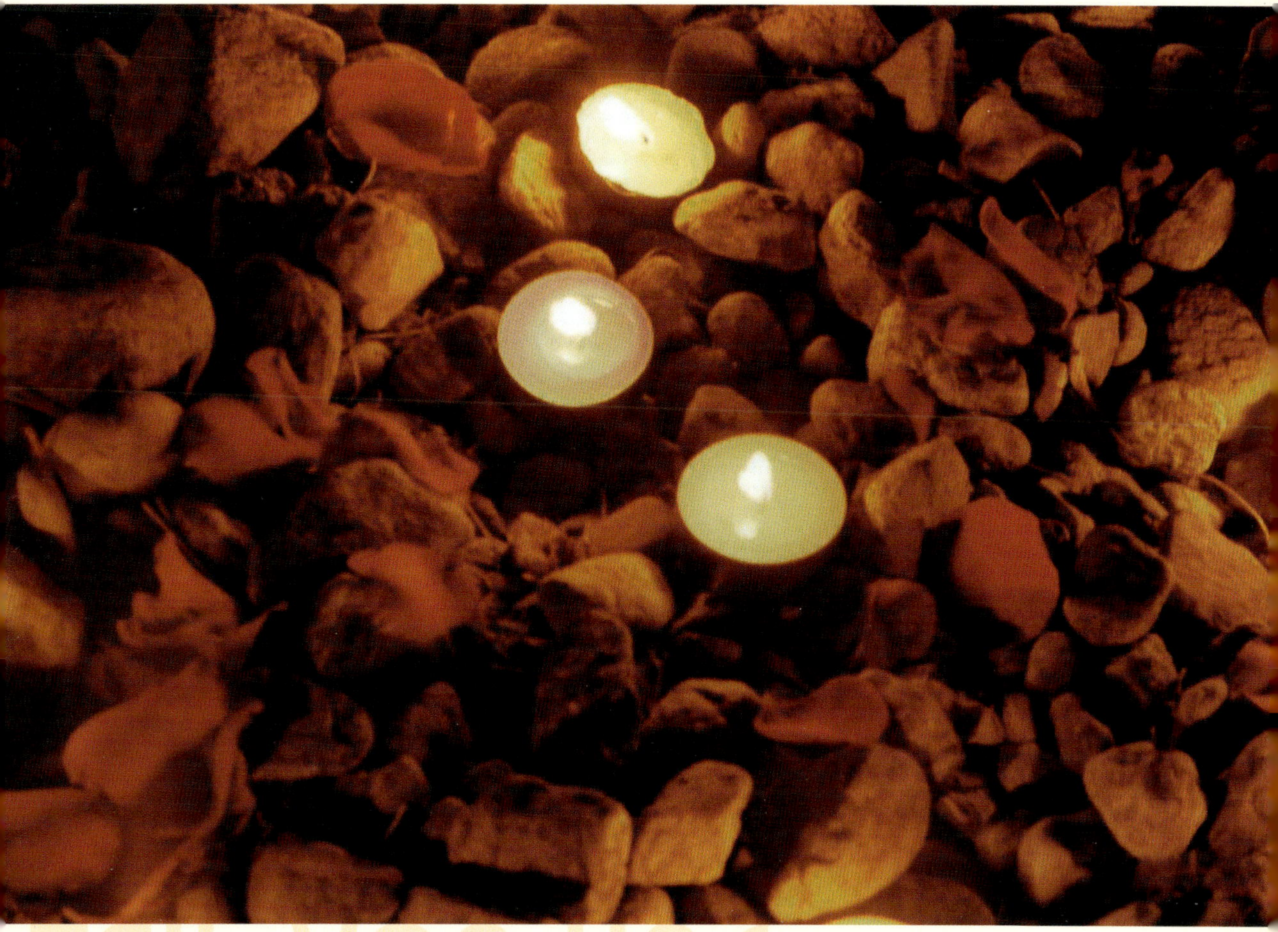

TEIL VON UNS